BEI GRIN MACHT SICH IHR WISSEN BEZAHLT

- Wir veröffentlichen Ihre Hausarbeit,
  Bachelor- und Masterarbeit

- Ihr eigenes eBook und Buch -
  weltweit in allen wichtigen Shops

- Verdienen Sie an jedem Verkauf

Jetzt bei www.GRIN.com hochladen
und kostenlos publizieren

Bibliografische Information der Deutschen Nationalbibliothek:

Die Deutsche Bibliothek verzeichnet diese Publikation in der Deutschen National-
bibliografie; detaillierte bibliografische Daten sind im Internet über http://dnb.d-
nb.de/ abrufbar.

Impressum:

Copyright © 2017 GRIN Verlag, Open Publishing GmbH
Druck und Bindung: Books on Demand GmbH, Norderstedt Germany
ISBN: 9783668601413

Dieses Buch bei GRIN:

https://www.grin.com/document/381428

Dana Springborn

Entwicklung und Auswertung eines Fragebogens. Betriebliches Gesundheitsmanagement

GRIN Verlag

GRIN - Your knowledge has value

Der GRIN Verlag publiziert seit 1998 wissenschaftliche Arbeiten von Studenten, Hochschullehrern und anderen Akademikern als eBook und gedrucktes Buch. Die Verlagswebsite www.grin.com ist die ideale Plattform zur Veröffentlichung von Hausarbeiten, Abschlussarbeiten, wissenschaftlichen Aufsätzen, Dissertationen und Fachbüchern.

Besuchen Sie uns im Internet:

http://www.grin.com/

http://www.facebook.com/grincom

http://www.twitter.com/grin_com

Deutsche Hochschule für

Prävention und Gesundheitsmanagement

Hermann Neuberger Sportschule 3

66123 Saarbrücken

Einsendeaufgabe

Fachmodul:	Betriebliches Gesundheitsmanagement 1
Studiengang:	Master: Prävention & Gesundheitsmanagement
Datum Präsenzphase:	17.07.2017-19.07.2017
Name, Vorname:	Springborn, Dana
Studienort:	**Saarbrücken**
Semester:	**Wintersemester 2016**

Inhaltsverzeichnis

1   Fragebogenentwicklung

Im folgenden Kapitel ging es darum, einen Fragebogen zur Erfassung der spezifischen Gesundheitsprobleme und Belastungsschwerpunkte für ein Unternehmen zu erstellen. Dieser Fragebogen sollte dem Unternehmen angepasst sein und mindestens einen Umfang von 20 Items enthalten.

1.1 Kurze Vorstellung des Unternehmens

Die vorliegende Gesundheitsbefragung wurde an einem seit dem Jahr 2000 in Dinslaken bestehendem Unternehmen durchgeführt. Das Gesundheitszentrum A deckt viel Geschäftsfelder ab, von der REHA-Technik bis hin zu dem ambulanten orthopädischen und neurologischen Reha Zentrum mit Physiotherapie, Physikalischer Therapie, Rehabilitati-onsnachsorge (IRENA), Ernährungsberatung, Reha Sport, Ergotherapie und Logopädie. Außerdem bietet das Gesundheitszentrum im Rahmen des „Wellness & Health Clubs" zwei weitere Abteilungen welche den Sport-/ Ernährungs- sowie Wellness- und Sauna-bereich abdecken (Lang, o.J.).Die Befragung wurde lediglich in einem kleinen Bereich des Unternehmens durchgeführt um dem Rahmen der Einsendeaufgabe gerecht zu wer-den. Ausgewählt wurde der Wellness- und Saunabereich, da die hier gegebenen Bedin-gungen und Arbeitsabläufe bekannt sind. In dieser Abteilung arbeiten insgesamt 53 Mit-arbeiter (Aushilfen und Vollzeitangestellte).

1.2 Aufbau des Fragebogens

Der in Abbildung 1 darstellte Fragebogen wurde in drei wesentliche Bereiche unterteilt. Der erste Abschnitt des Fragebogens umfasste 8 Fragen, welcher lediglich Personendaten abfragte. Hier ging es darum zunächst einmal reine Personendaten zu erfassen, auf die man im Weiteren dann die folgenden Beschwerden zurückführen kann. Es sollte zum Beispiel differenziert werden ob mögliche Beschwerden altersbedingt auftreten könnten oder durch die Arbeit hervorgerufen werden. Über das Item „Haben Sie Personalverant-wortung" sollte ein Möglicher Zusammenhang zu häufigeren Beschwerden festgestellt werden. Auch die Beschäftigungsart sollte Aufschluss über die Häufigkeit und die Intensität der Beschwerden geben. Besteht ein Zusammenhang zwischen einer Vollzeitanstellung und erhöhten Beschwerden, oder treten diese möglicherweise nicht im Zusammenhang mit der zu verrichtenden Arbeit auf. Die Frage nach der Beschäftigungsdauer sollte die mögliche Fluktuation dieser Abteilung wiederspiegeln und Aufschluss darüber geben ob Personen die schon länger in dieser Abteilung beschäftigt sind, mehr Beschwerden aufweisen, als solche die gerade erst in dieser Abteilung angefangen haben. Eine Befristete Stelle bietet oft Angriffsfläche für psychischen Stress, Unsicherheit und Existenzängsten, sie kann aber auch dazu motivieren überengagiert zu handeln (Frey, 2015). Genau diese Problematik soll abschließend mit der Frage „Ist Ihr Vertrag befristet?" mit eingebzogen werden. Hier kann ein Zusammenhang zwischen psychischen Belastungen und einem befristeten Vertrag vermutet werden. Genauso kann jedoch die Arbeit selbst der Grund für psychische Belastung sein.

Der zweite Abschnitt des Fragebogens beschäftigte sich damit mögliche Belastungssituationen abzufragen. Diese sollten dann auf einer Skala von eins (trifft nicht zu) bis vier (trifft zu) bewertet werden. Es wurde eine Endpunktbenannte Skala mit vier Antwortmöglichkeiten gewählt. Es wurde bewusst eine Skala mit einer geraden Anzahl gewählt, um den mittleren Skalenpunkt (Fluchtkategorie) auszuschließen. Die Befragten müssen sich in diesem Fall immer für eine Tendenz entscheiden (Keller, 2013). Die Belastungssituationen wurden so gewählt, dass Sie für diese Abteilung in jedem Fall zutreffend sein könnten. Außerdem wurde zur Überprüfung der genauen und pflichtbewussten Beantwortung der Befragten, oft auch die gegenteilige Situation (ständiges sitzen/ ständiges stehen) mit in den Fragebogen einbezogen. Es wurden insgesamt 13 mögliche Belastungssituationen, welche an dem Arbeitsplatz auftreten können abgefragt. Um einen Überblick über die Arbeitssituation zu bekommen, wurden Fragen zur körperlichen, sowie zur geistigen Arbeit gestellt. Außerdem wurde hinterfragt ob die Tätigkeit mit ständigem sitzen oder stehen verbunden ist. Auch die Umgebung des Arbeitsplatzes wurde miteinbezogen in Form von Lautstärke und schwere Lasten. Allgemeine Fragen wie die zur Häufigkeit der Unterbrechung und der Ergonomie des Arbeitsplatzes wurden berücksichtigt. Zum Schluss wurden noch belastende Situationen mit einbezogen, welche im Zusammenhang mit dem Schlafverhalten, der Konzentration und der Motivation stehen könnten. Es wurden Fragen zum Arbeitsklima, der Konfliktbewältigung und den Entspannungsphasen-/ Möglichkeiten am Arbeitsplatz gestellt.

Der letzte Teil des Fragebogens beschäftigt sich mit den Beschwerden der Mitarbeiter. Es wurden neun mögliche Beschwerden, welche die Arbeit in dieser Abteilung als Ursache haben könnten ausgewählt. Folgende Beschwerden wurden in die Befragung mit einbezogen: Verspannung, Rücken-/Nackenschmerzen, Kopfschmerzen, Hautprobleme, Lustlosigkeit, Magenschmerzen/ Sodbrennen, Appetitlosigkeit, Erkältungen/ Reizhusten und Schlaflosigkeit. Die dazugehörige Skala war auch in diesem Abschnitt endpunktbenannt. Die Beschwerden wurden in Häufigkeit der Beschwerden dokumentiert. Sodass die Befragten angeben mussten, wie oft sie unter den folgenden Beschwerden leiden. In diesem Fall wurde eine ungerade Skalenanzahl gewählt von eins (nie) bis sieben (häufig) um hier auch tägliche Beschwerden genausten dokumentieren zu können. Die sieben Skalen soll eine ganze Woche widerspiegeln und somit die Beschwerden innerhalb einer Woche darstellen.

Die letzten beiden Fragen sollen die Befragten dazu anregen, darüber nachzudenken ob die oben geschilderten Beschwerden im Zusammenhang mit der Arbeit stehen, oder einen anderen nicht mit der Arbeit im Zusammenhang stehenden Grund haben. Außerdem soll festgestellt werden, ob sich die Beschäftigten des Unternehmens schon mit ihren Beschwerden auseinander gesetzt haben. Es wird hinterfragt, ob die Mitarbeiter in ihrer Freizeit etwas gegen die Beschwerden unternehmen (Sport, gesunde Ernährung, Entspannungsübungen o.ä.). Aufgrund dieser Informationsbasis ist es möglich durch weitere Befragungen gezielte Präventions- sowie Schulungsmaßnahmen anbieten zu können.

Fragebogen

Im Folgenden werden Sie zu ihrer Arbeitssituation befragt. Mithilfe dieses Fragebogens sollen spezifische Gesundheitsprobleme und Belastungsschwerpunkte festgestellt werden. Bitte beantworten Sie den Fragebogen vollständig und wahrheitsgemäß, kreuzen Sie bitte pro Frage lediglich eine der Möglichkeiten an. Diese Umfrage ist anonym und die Antworten werden streng vertraulich behandelt.

Vielen Dank das Sie an der Umfrage teilgenommen haben!

1)	Geschlecht	☐ männlich	☐ weiblich
2)	Alter	_____ Jahre	
3)	Art des Unternehmens	_____	
4)	Abteilung / Tätigkeit		
5)	Haben Sie Personalverantwortung?	☐ Ja	☐ Nein
6)	Beschäftigungsart	☐ Vollzeit ☐ Teilzeit	☐ Aushilfe
7)	Wie lang arbeiten Sie schon in dem Unternehmen?	_____ Monate/ _____ Jahre	
8)	Ist ihr Vertrag befristet?	☐ Ja	☐ Nein

Kreuzen Sie an, wie sehr Sie von folgenden Situationen betroffen sind?

		trifft nicht zu			trifft zu
9)	Ständig körperliche Arbeit	1	2	3	4
10)	Ständig geistige Arbeit	1	2	3	4
11)	Ständiges sitzen	1	2	3	4
12)	Ständiges stehen	1	2	3	4
13)	Dauerhaft laute Umgebung	1	2	3	4
14)	Heben/ Tragen schwerer Gegenstände	1	2	3	4
15)	Termin-/ Leistungsdruck	1	2	3	4
16)	Häufige Unterbrechung bei d. Arbeit	1	2	3	4
17)	Mein AP ist ergonomisch eingerichtet	1	2	3	4
18)	Es gibt die Möglichkeit an meinem AP Dinge zu tun die nichts mit der Arbeit zu tun haben (Telefonate, kurze Entspannung etc.)	1	2	3	4
19)	Gutes Klima im Team	1	2	3	4
20)	Gute Konfliktbewältigung	1	2	3	4

Wie oft treten folgende Beschwerden bei Ihnen auf?
Bei Häufig sprechen wir von täglichen Beschwerden.

		Nie					Häufig	
21)	Verspannungen	1	2	3	4	5	6	7
22)	Rücken-/ Nackenschmerzen	1	2	3	4	5	6	7
23)	Kopfschmerzen	1	2	3	4	5	6	7
24)	Hautprobleme	1	2	3	4	5	6	7
25)	Lustlosigkeit	1	2	3	4	5	6	7
26)	Magenschmerzen/ Sodbrennen	1	2	3	4	5	6	7
27)	Appetitlosigkeit	1	2	3	4	5	6	7
28)	Erkältungen/ Reizhusten	1	2	3	4	5	6	7
29)	Schlaflosigkeit	1	2	3	4	5	6	7

30)	Haben Sie die Vermutung, dass die Beschwerden mit ihrer Arbeit im Zusammenhang stehen?	☐ Ja	☐ Nein
31)	Unternehmen Sie in Ihrer Freizeit etwas gegen die Beschwerden (Sport, gesunde Ernährung, Entspannungsübungen o.ä.)?	☐ Ja	☐ Nein

Abbildung 1: Fragebogen zu den spezifischen Gesundheitsproblemen und Belastungsschwerpunkten der Mitarbeiter des Gesundheitszentrums Lang

1.3 Zielsetzung der Erhebung

Der in Abbildung 1 gezeigte Fragebogen stellt lediglich eine erste Untersuchung in einem Unternehmen da. Ähnliche Fragebögen jedoch mit den jeweiligen arbeitsspezifischen Items wurden auch in den anderen Abteilungen durchgeführt und ausgewertet. Diese kurze Form des Fragebogens, welche lediglich die Situation am Arbeitsplatz sowie die möglicherweise daraus resultierenden Beschwerden erfasst dient dazu, sich einen Überblick über die Gesundheitssituation in einem Unternehmen zu schaffen. Der vorliegende Fragebogen soll Grundlage für eine Priorisierung des Handlungsbedarfs schaffen. Es wird mit Hilfe eines kurzen, schnell auswertbaren Verfahrens die jetzige Situation wahrgenommen sowie das Ausmaß der Beschwerden und somit das Ausmaß des Handlungsbedarfes. Das Ziel dieser Befragung ist es, festzustellen, in welchen Bereichen des Unternehmens der größte Handlungsbedarf ist und welche Maßnahmen als nächstes folgen müssen. Außerdem soll diese Auswertung möglichst genaue Angaben für eine spezifische Befragung liefern. Denn eine erneute Befragung sollte Zielgerichtet und Maßnahmenorientiert durchgeführt werden, sodass diese Auswertung genauste Problematiken definiert und umsetzbare Lösungsansetze mit sich bringt.

2 Auswertung Mitarbeiterbefragung

Nachfolgend werden die Ergebnisse zu dem Fragebogen „Erfassung der spezifischen Ge-sundheitsprobleme und Belastungsschwerpunkte für das Gesundheitszentrum A " prä-sentiert.

2.1 Allgemeiner Teil des Fragebogens und Personendaten

Insgesamt wurden 30 Fragebögen in der Saunaabteilung, welche insgesamt 53 Service- sowie Saunamitarbeiter umfasst, ausgeteilt. Die Rücklaufquote lag bei 23 Fragebögen, an der Umfrage nahmen 12 Frauen und 11 Männer teil. Die folgenden Tabellen zeigen die Auswertung des ersten Teils.

Tabelle 1: Altersstruktur der Umfrage

18-25 Jahre	25-30Jahre	30-40Jahre	40-45Jahre
16 Pers.	4 Pers.	0 Pers.	3 Pers.

Die in Tabelle 1 ausgewertete Altersstruktur zeigt, dass der Großteil der Befragten zwischen 18 und 25 Jahren ist. Weitere vier Personen sind zwischen 25 und 30 Jahren und lediglich drei Personen sind zwischen 40 und 45 Jahren.

Tabelle 2: Aufteilung in die Arbeitsbereiche Servicekraft und Saunameister

12 Frauen		11 Männer	
10 Service	2 Sauna	3 Service	8 Sauna

In der nachfolgenden Auswertung wurden die beiden Arbeitsbereiche immer getrennt, da beide Bereiche unterschiedliche Belastungsschwerpunkte mit sich bringen und somit auch differenziert betrachtet werden müssen. Insgesamt arbeiten von den 12 Frauen, 10 im Service und zwei in der Sauna. Bei den Männern ist die Verteilung genau umgekehrt, lediglich drei Männer arbeiten im Service, dafür acht in der Sauna.

Tabelle 3: Art der Beschäftigung

Vollzeit	Teilzeit	Aushilfe		Befristet	Unbefristet
3	0	20		0	23

Tabelle 3 zeigt, dass der größte Teil der Mitarbeiter mit 20 Personen aus Aushilfen besteht, lediglich drei der 23 Mitarbeiter sind Vollzeitangestellt. Alle Mitarbeiter verfügen über einen unbefristeten Vertrag.

Tabelle 4: Beschäftigungsdauer seid der Einstellung

0 Monate – 1 Jahr	1-3 Jahre	3-6 Jahre	> 6 Jahre
5	12	4	2

Tabelle 4 zeigt auf, das 5 Personen 0 Monate bis 1 Jahr in dem Unternehmen tätig sind, 12 von den 23 Mitarbeitern arbeiten seit 1-3 Jahren im Gesundheitszentrum A . Weitere vier Personen sind schon zwischen 3 und 6 Jahren in diesem Unternehmen, zwei Personen sind schon länger als 6 Jahre in dem Unternehmen beschäftigt.

2.2 Auswertung zu der Belastungssituation am Arbeitsplatz

Die folgende Auswertung bezieht sich auf die Fragen 9-20 im Fragebogen. Es wird dargestellt, wie häufig bestimmte Belastungen in den Bereichen Sauna und Service auftreten. Besonders auffällige Häufigkeiten wurden hellrot unterlegt.

Tabelle 5: Auswertung der Belastungsschwerpunkte im Bereich Sauna

Kreuzen Sie an, wie sehr Sie von folgenden Situationen betroffen sind?
Bereich: Sauna (10 Personen)

Häufigkeit	Trifft nicht zu	Trifft selten zu	Trifft häufig zu	Trifft zu	Durchschnitt
Merkmale	1	2	3	4	ø
1) Ständig körperliche Arbeit	0	1	5	4	3,30
2) Ständig geistige Arbeit	8	2	0	0	1,20
3) Ständiges sitzen	10	0	0	0	1,00
4) Ständiges stehen	1	0	2	7	3,50
5) Dauerhaft laute Umgebung	2	5	3	0	2,10
6) Heben/ Tragen schwerer Gegenstände	1	1	3	5	3,20
7) Termin-/ Leistungsdruck	10	0	0	0	1,00
8) Häufige Unterbrechung bei d. Arbeit	9	1	0	0	1,10
9) Mein AP ist ergonomisch eingerichtet	0	1	2	7	3,60
10) Es gibt die Möglichkeit an meinem AP Dinge zu tun die nichts mit der Arbeit zu tun haben (Telefonate, kurze Entspannung etc.)	0	0	2	8	3,80
11) Gutes Klima im Team	1	1	1	7	3,40
12) Gute Konfliktbewältigung	0	6	3	1	2,50

Tabelle 5 gibt einen Überblick, wie sehr sich die Mitarbeiter in dem Bereich Sauna von den folgenden Situationen belastet fühlen. Erläutert und später diskutiert werden jedoch nur solche Belastungssituationen welche eine auffällige Häufigkeit aufweisen (hellrot unterlegt). Die Skalierung wurde in vier Möglichkeiten unterteil von eins – trifft nicht zu bis vier – trifft zu. Die Punkte zwei und drei wurden für die Auswertung als 2- „trifft selten zu" und 3- „trifft häufig zu" definiert. Die letzte Spalte der Tabelle stellt die durchschnittliche Antwort aller 10 Teilnehmer dar und somit die Tendenz der allgemeinen Meinung. In dieser Auswertung wird bei dem Durchschnittswert, nach dem Komma, ab 5 aufgerundet. Bei der Frage nach der ständigen körperlichen Arbeit viel auf, dass sich genau die Hälfte der Personen für die Häufigkeit drei (Trifft häufig zu) entschieden und weitere vier Personen sich für die Häufigkeit vier (Trifft zu) entschieden, lediglich eine Person sagte das dies selten zutrifft. Durchschnittlich trifft die körperliche Arbeit häufig (Ø Häufigkeit: 3,3) zu. Ständige geistige Arbeit im Vergleich trifft durchschnittlich nicht zu (Ø Häufigkeit: 1,2). Schon acht der zehn Befragten entschieden sich für die Häufigkeit 3. Auch ständiges Sitzen trifft nicht zu, alle Teilnehmer entschieden sich für die Häufigkeit 1, wodurch auch die durchschnittliche Häufigkeit bei 1 (trifft nicht zu) liegt. Im Gegenzug dazu kreuzten sieben der zehn Mitarbeiter an, dass ständiges stehen zutrifft, auch der Durchschnittswert belegt diese Aussage mit einer Ø Häufigkeit von 3,5. Die Angaben zu der dauerhaft, lauten Umgebung befinden sich eher etwas verstreuter im Mittelfeld. Die Hälfte der Mitarbeiter entschied sich dazu, dass diese Aussage eher selten zutrifft, auch durchschnittlich pendelt sich die Häufigkeit bei 2,1 ein. Bei dem Merkmal „Heben/ Tagen schwerer Gegenstände" entschieden sich auch 50% der Befragten dazu, dass dieses zutrifft. Mit Berücksichtigung der anderen 50% der Befragten, lässt sich sagen, dass durchschnittlich schweres Heben und Tragen häufig zutrifft (Ø Häufigkeit:3,2). Alle Mitarbeiter kreuzten an, dass Termin- und Leistungsdruck nicht zutrifft, womit die durchschnittliche Häufigkeit auch bei eins lag. Ähnlich wurde die Frage nach der häufigen Unterbrechung bei der Arbeit beantwortet, jedoch entschied sich eine Person dafür, dass dies selten passiert, die restlichen neun Teilnehmer sagten, das dies nicht zutrifft. Durchschnittlich wurde somit erfasst, dass häufige Unterbrechungen nicht zutreffend sind in dieser Abteilung (Ø Häufigkeit:1,1). Durchschnittlich trifft es bei den zehn Mitarbeitern zu, dass der Arbeitsplatz ergonomisch eigerichtet ist (Ø Häufigkeit: 3,6). Es bietet sich auch die Möglichkeit an dem Arbeitsplatz Dinge zu tun, die nichts mit der Arbeit zu tun haben, so der durchschnittliche Wert der Häufigkeit (Ø Häufigkeit 3,8). Die Aussage zu dem guten Klima im Team trifft durchschnittlich bei den befragten häufig zu (Ø Häufigkeit: 3,4), genauso wie die gute Konfliktbewältigung (Ø Häufigkeit: 2,5).

Tabelle 6: Auswertung der Belastungsschwerpunkte im Bereich Service

Bereich: Service (13 Personen)					
Häufigkeit	Trifft nicht zu	Trifft selten zu	Trifft häu-fig zu	Trifft zu	Durch-schnitt
Merkmale	1	2	3	4	ø
1) Ständig körperliche Arbeit	0	2	8	3	3,08
2) Ständig geistige Arbeit	3	9	0	1	1,92
3) Ständiges sitzen	12	1	0	0	1,08
4) Ständiges stehen	0	0	2	11	3,85
5) Dauerhaft laute Umgebung	5	3	1	4	2,31
6) Heben/ Tragen schwerer Gegenstände	0	4	4	5	3,08
7) Termin-/ Leistungsdruck	13	0	0	0	1,00
8) Häufige Unterbrechung bei d. Arbeit	13	0	0	0	1,00
9) Mein AP ist ergonomisch eingerichtet	0	2	3	8	3,46
10) Es gibt die Möglichkeit an meinem AP Dinge zu tun die nichts mit der Arbeit zu tun haben (Telefonate, kurze Entspannung etc.)	1	0	2	10	3,62
11) Gutes Klima im Team	1	2	2	8	3,31
12) Gute Konfliktbewältigung	2	5	4	1	2,15

Es zeigt sich, dass die Verteilung im Servicebereich relativ ähnlich wie im Bereich der Saun ausfiel. Nachfolgend werden die einzelnen Merkmale und deren Häufigkeit kurz erläutert. Die Frage zu der ständigen körperlichen Arbeit wurde von 8 der 13 Servicemitarbeitern mit der Häufigkeit drei (Trifft häufig zu) beantwortet, auch die durchschnittliche Häufigkeit betrug 3,08. Ständige geistige Arbeit wurde von den meisten mit „trifft selten zu" beurteilt, drei Mitarbeiter kreuzen an, dass dieser Fall nicht zutrifft. Durchschnittlich wurde die Häufigkeit zwei angekreuzt mit einer Ø Häufigkeit von 1,92. Zwölf der Befragten stimmten dafür, dass ständiges Sitzen nicht zutrifft, lediglich einer stimmt dafür, dass ständiges Sitzen selten zutrifft. Durchschnittlich trifft ständiges Sitzen mit einer Häufigkeit von eins somit nicht zu. Die Aussage zum ständigen Stehen, wird durch die erhobenen Daten zum ständigen Sitzen bestätigt, denn 11 der Mitarbeiter gaben an, dass ständiges Stehen zutrifft. Lediglich zwei Mitarbeiter kreuzten an, dass es häufig zutrifft. Die durchschnittliche Häufigkeit beträgt 3,85 (Trifft zu). Die Meinungen zu der dauerhaft lauten Umgebung gehen ziemlich auseinander, durchschnittlich wurde eine Häufigkeit von 2,31 festgestellt. Eine dauerhaft laute Umgebung trifft somit selten zu. Das Heben/ Tragen schwerer Gegenstände wurde durchschnittlich mit einer Häufigkeit von 3,08 bewertet, die Auswertung zeigt, dass diese Situation häufig zutrifft. Die Fragen zum Termin-/ Leistungsdruck sowie zu der häufigen Unterbrechung bei der Arbeit, wurden von allen Mitarbeitern eindeutig mit nicht zutreffend beurteilt. Dadurch ergab sich bei beiden Fragen eine durchschnittliche Häufigkeit 1 (Trifft nicht zu). Der größte Teil der Befragten gab an, dass es zutrifft, dass ihr Arbeitsplatz ergonomisch eingerichtet ist, die Auswertung ergab eine durchschnittliche Häufigkeit von 3,46. Es trifft durchschnittlich häufig zu, dass der Arbeitsplatz ergonomisch eingerichtet ist. 10 der 13 Servicekräfte gaben an, dass es zutrifft, dass sie die Möglichkeiten an ihrem Arbeitsplatz haben, andere Dinge zu tun, die nichts mit der Arbeit zu tun haben. Durchschnittlich wurde eine Häufigkeit von 3,62 berechnet welche ebenfalls angibt, dass diese Aussage zutrifft. Auch bei der Frage zu dem guten Arbeitsklima stimmten die meisten Mitarbeiter dafür, dass diese Aussage zutrifft. Lediglich zwei stimmten dafür, dass es häufig zutrifft und ein Mitarbeiter stimmt dafür, dass es nicht zutrifft. Durchschnittlich ließ sich eine Häufigkeit von 3,31 berechnen (Trifft häufig zu). Bei der letzten Frage streuten sich die Antworten der Befragten über alle vier Häufigkeitsmöglichkeiten. Die durchschnittliche Häufigkeit liegt jedoch bei 2,15. Gute Konfliktbewältigung trifft somit durchschnittlich für die meisten Mitarbeiter selten zu.

2.3 Auswertung zu den Gesundheitsprobleme der Mitarbeiter

Dieses Unterkapitel befasst sich mit dem letzten Teil des Fragebogens. Die Auswertungen der Fragen 21 bis 31 werden im Folgenden präsentiert, auch in diesem Teil findet eine Unterteilung in die Bereiche Service und Sauna statt.

Tabelle 7: Auswertung der Gesundheitsprobleme im Bereich Sauna

Bereich: Sauna (10 Personen)								
Häufigkeit	Nie						Häufig	
Beschwerden	1	2	3	4	5	6	7	Ø
1) Verspannungen	2	1	2	4	0	0	1	3,3
2) Rücken-/ Nackenschmerzen	3	0	2	4	0	1	0	3,1
3) Kopfschmerzen	1	2	4	3	0	0	0	2,9
4) Hautprobleme	6	2	1	1	0	0	0	1,7
5) Lustlosigkeit	0	0	0	0	2	7	1	5,9
6) Magenschmerzen/ Sodbrennen	8	2	0	0	0	0	0	1,2
7) Appetitlosigkeit	10	0	0	0	0	0	0	1,0
8) Erkältungen/ Reizhusten	3	1	2	3	1	0	0	2,8
9) Schlaflosigkeit	8	1	0	0	0	1	0	1,6

In Tabelle 7 ist zu sehen, wie viele der 10 Saunamitarbeiter unter den genannten Beschwerden an wie vielen Tagen in der Woche leiden. Die letzte Spalte stellt auch in dieser Tabelle die durchschnittlichen Beschwerdetage aller Mitarbeiter dar. Durchschnittlich leiden die Befragten an 3 Tagen in der Woche an Verspannungen sowie an Rücken- und Nackenbeschwerden. Die Befragten gaben an, dass Kopfschmerzen durchschnittlich auch an 3 Tagen zu den Beschwerden gehören. Sechs der Mitarbeiter gaben an, nie Probleme mit der Haut zu haben. Durchschnittlich tritt diese Problematik jedoch an 2 Tagen in der Woche bei den Mitarbeitern auf. In der Umfrage wurde festgestellt, dass durchschnittlich an 6 Tagen in der Woche bei den Mitarbeitern im Saunabereich Lustlosigkeit auftritt. Acht Personen gaben an, nie Magenprobleme oder Sodbrennen zu haben. Durchschnittlich wurde errechnet, dass diese Problematik an einem der sieben Tage auftritt. Alle Mitarbeiter gaben an, dass sie nie unter Appetitlosigkeit leiden würden. Die Berechnung der durchschnittlichen Gesundheitsprobleme gab trotzdem an, dass Appetitlosigkeit durchschnittlich an einem Tag in der Woche bei den Mitarbeitern auftritt (Siehe Kapitel 2.4 Kurze Diskussion der Ergebnisse). Durchschnittlich leiden die Mitarbeiter an 3 Tagen in der Woche unter Erkältungssymptomen und Reizhusten. An Schlaflosigkeit leiden die Mitarbeiter des Saunabereiches durchschnittlich an 2 Tagen.

Tabelle 8: Auswertung der Gesundheitsprobleme im Bereich Service

Bereich: Service (13 Personen)

Häufigkeit	Nie						Häufig	
Beschwerden	1	2	3	4	5	6	7	Ø
1) Verspannungen	4	3	4	0	0	2	0	2,6
2) Rücken-/ Nackenschmerzen	3	4	2	0	2	2	0	3,0
3) Kopfschmerzen	8	2	0	0	0	2	1	2,4
4) Hautprobleme	12	0	0	0	0	1	0	1,4
5) Lustlosigkeit	2	0	0	0	4	6	1	5,0
6) Magenschmerzen/ Sodbrennen	13	0	0	0	0	0	0	1,0
7) Appetitlosigkeit	12	1	0	0	0	0	0	1,1
8) Erkältungen/ Reizhusten	13	0	0	0	0	0	0	1,0
9) Schlaflosigkeit	11	0	2	0	0	0	0	1,3

In Tabelle 8 ist zu sehen, wie viele der 13 Servicemitarbeiter unter den genannten Beschwerden an wie vielen Tagen in der Woche leiden. Die letzte Spalte stellt auch in dieser Tabelle die durchschnittlichen Beschwerdetage aller Mitarbeiter dar.

Durchschnittlich leiden die Mitarbeiter des Servicebereiches an drei Tagen in der Woche unter Verspannungen sowie Rücken und Nackenschmerzen. Nur an zwei Tagen in der Woche treten durchschnittlich Kopfschmerzen auf und an einem Tag in der Woche kommt es durchschnittlich unter den 13 Mitarbeitern zu Hautproblemen. Die Mitarbeiter leiden durchschnittlich an 5 Tagen in der Woche unter Lustlosigkeit, nur zwei Mitarbeiter gaben an, dass sie nie unter Lustlosigkeit leiden. Alle 13 Mitarbeiter gaben an, dass sie nie unter Magenbeschwerden leiden, der durchschnittliche Wert ergab auch hier, dass diese Beschwerden trotzdem an einem Tag in der Woche auftauchen (Siehe Kapitel 2.4 Kurze Diskussion der Ergebnisse). Auch im Bereich der Appetitlosigkeit gaben 12 der 13 Mitarbeiter an, dass sie nie unter diesen Beschwerden leiden, die durchschnittliche Berechnung ergab, dass diese Beschwerde einmal in der Woche vorkommt. Die Befragten gaben ebenfalls an, dass eine Erkältung und Reizhusten an keinem Tag in der Woche auftreten, auch hier wurde ein Durchschnittswert von einem Tag berechnet. Zwei Personen gaben an, an drei Tagen in der Woche unter Schlafproblemen zu leiden, die restlichen 11 Personen gaben an, nie unter dieser Problematik zu leiden. Daraus ergab sich ein durchschnittlicher Wert von einem Tag. Vergleicht man die beiden Auswertungen, lässt sich abschließend sagen, dass die Beschwerden durchschnittlich im Saunabereich höher ausfallen als die Beschwerden im Servicebereich. Diese Aussage wird auch noch einmal durch die folgende Tabelle bestätigt.

Tabelle 9: Auswertung der abschließenden Fragen

	Bereich Sauna (10 Mitarbeiter)		Bereich Service (13 Mitarbeiter)	
	Ja	Nein	Ja	Nein
30) Haben Sie die Vermutung, dass die Beschwerden mit ihrer Arbeit im Zusammenhang stehen?	6	4	3	10
31) Unternehmen Sie in Ihrer Freizeit etwas gegen die Beschwerden (Sport, gesunde Ernährung, Entspannungsübungen o.ä.)?	8	2	12	1

Tabelle 9 zeigt die Auswertung der letzten beiden Fragen aus dem Fragebogen. In dieser Tabelle sind die Bereiche Sauna und Service in einen direkten Vergleich gestellt worden. Sechs der zehn Saunamitarbeiter und somit 60%, vermuten einen Zusammenhang zwischen ihren Beschwerden und der Arbeit. Im Servicebereich vermuten nur 23% der Mitarbeiter (3 von 13 Servicekräften) einen Zusammenhang zwischen ihren Beschwerden und der zu verrichtenden Arbeit.

Die Mehrheit beider Bereiche unternimmt jedoch schon etwas gegen ihre Beschwerden in ihrer Freizeit. 80% der Saunamitarbeiter ernähren sich gesund, treiben Sport oder unternehmen etwas anderes in ihrer Freizeit für ihre Gesundheit. Im Servicebereich unternehmen 92% der Mitarbeiter etwas für ihrer Gesundheit.

2.4 Kurze Diskussion der Ergebnisse

Die Skalierung in dem erstellten Fragebogen hätte mit 0 bei Nie beginnen müsse. Dadurch, dass die Skalierung mit 1 und Nie begonnen hat, konnte nicht ermittelt werden, ob bestimmt Beschwerden wirklich nie auftreten und somit an Null Tagen. Auch in der Auswertung konnte diese Skala nicht verschoben werden, da nicht klar war, wie die 23 Befragten die Skala interpretiert haben. Aufgrund dessen wurden leicht erhöhte Werte ermittelt. Wäre die Skalierung „Nie" genauer definiert worden und zwar mit Null, wäre das Ergebnis der Gesundheitsprobleme wesentlich geringer ausgefallen. Trotz dieser Verschiebung lässt sich eine erste Tendenz der Gesundheitsprobleme in dieser Abteilung feststellen. Für weitere Untersuchungen müsste der Fragebogen dahingehend optimiert werden und die Skalen müssten präziser definiert werden. Außerdem müssten für ein signifikantes Ergebnis weitere Messinstrumente verwendet werden.

3 Ableitung von Handlungsschwerpunkten

Im folgenden Kapitel werden bezogen auf die Auswertung des Mitarbeiterfragebogens, drei Handlungsschwerpunkte abgeleitet. Die gewählten Handlungsschwerpunkte werden priorisiert und begründet. Zudem werden zielgerichtete Interventionsmaßnahmen vorgestellt.

3.1 Bestimmung und Priorisierung der Handlungsschwerpunkte

In Tabelle 7 und 8 ist zu erkennen, dass die größte Problematik in dieser Abteilung die Lustlosigkeit der Mitarbeit ist. Außerdem leidet ein Großteil der Mitarbeiter häufig unter Verspannungen sowie Rücken- und Nackenschmerzen.

Mithilfe der erhobenen Daten und somit der festgestellten Belastungen lassen sich drei Handlungsschwerpunkte ableiten.

Priorität 1: Handlungsschwerpunkt: Personalentwicklung und Qualifizierung
Um die Lustlosigkeit der Mitarbeiter zu schmälern und somit auch die Motivation zu fördern, soll die Arbeitszeit umgestaltet werden und die Mitarbeiter weitergebildet werden. Durch Gespräche und Beobachtungen kann festgestellt werden, in welchen Bereichen bestimmte Mitarbeiter trainiert werden sollten. Durch Trainingsmaßnahmen kann die Gesamtleistung und Motivation des Mitarbeiters hochgehalten werden. Solche Maßnahmen bringen Vorteil für beide Seiten mit sich, durch den Wissenszuwachs werden Erfolge auf der Seite des Mitarbeiters verbucht, somit steigen die Zufriedenheit und auch die Sicherheit und das Selbstvertrauen. Neue Herausforderungen und Aufgabenbereiche am Arbeitsplatz können den Mitarbeiter motivieren. Ebenso erzielt das Unternehmen aus dieser Maßnahme seinen Erfolg, denn die Mitarbeiter sind kompetenter und leistungsfähiger, wodurch der langfristige Unternehmenserfolg gesteigert wird (Fürsattel, 2009).

Priorität 2: Betriebliche Gesundheitsförderung (mit dem Schwerpunkt Verhaltensprävention) In der Umfrage war auffällig, dass viele Mitarbeiter häufig unter Verspannungen, Rücken- und Nackenschmerzen leiden. Einige Mitarbeiter gaben an, dass sie einen Zusammenhang zwischen ihren Beschwerden und der Arbeit sehen. Außerdem wurde angegeben, dass nicht alle Mitarbeiter in ihrer Freizeit gesundheitsfördernde Maßnahmen für sich selbst durchführen. Diese Auswertung gibt Anlass dazu, solche Maßnahmen innerhalb des Betriebes anzubieten, welche die Gesundheit fördern. Die Mitarbeiter sollen mit Hilfe des Unternehmens das Bewusstsein für gesundheitsförderndes Verhalten erlangen. Solche Maßnahmen beinhalten die Information, die Motivation, die Unterstützung und die Weiterbildung (Bundesministerium des Inneren, 2016).

Priorität 3: Handlungsschwerpunkt: Soziale Aspekte
Um den Bogen zwischen den gesundheitlichen Belastungen und der Lustlosigkeit zu spannen, sollten die sozialen Aspekte mit berücksichtigt werden. Im Rahmen der Gesundheitsförderung werden soziale Maßnahmen gefördert. Unter diesen Maßnahmen versteht man die Berücksichtigung der Work-Life-Balance, die Vereinbarkeit von Familie und Beruf sowie gesundheitsfördernde Arbeitsbedingungen und Maßnahmen um die Gesundheit zu fördern. Die drei priorisierten Handlungsschwerpunkte sind Grundbausteine für

erfolgreiches Arbeiten. Die Maßnahmen wurden aus folgenden Gründen in die oben ge-
nannte Reihenfolge gebracht:

- Der größte Handlungsbedarf wurde in dieser Abteilung in der Motivation der Mitarbeiter gesehen, kann dieser Schwachpunkt gestärkt werden sind Mitarbeiter of-
  fener für weitere Maßnahmen

- Um hohe Teilnehmerzahlen bei Präventionsmaßnahmen zu erlangen, ist es erfor-
  derlich das die Mitarbeiter sich mit dem Unternehmen identifizieren können und
  wohlfühlen

- Wenn die Motivation der Mitarbeiter wieder aktiviert wurde, ist es wichtig, sich
  um die Belastungsschwerpunkte zu kümmern, um die Motivation hoch zu halten
  und die Arbeitsausfälle niedrig zu halten.

- Es ist wichtig den Mitarbeitern ein positives Gefühl zu geben und sie zu bestärken.

Nachdem diese nun motiviert wurden und ihr gesundheitlicher Zustand gefördert
wurde ist es wichtig, gute Rahmenbedingen für die Mitarbeiter zu schaffen, sodass
die ersten beiden Handlungsschwerpunkte problemlos mit in den Alltag einfließen
können. Außerdem sollte dieser Rahmen einen guten Kompromiss zwischen Arbeit und Freizeit schaffen.

Tabelle 10: Handlungsschwerpunkte und Maßnahmen im Überblick

Priorität	Handlungsschwer- punkt	Zielgerichtete Maßnahmen
1	Personalentwicklung und Qualifizierung	- Weiterbildungen/ Schulungen - Stressbewältigung und Ressourcenstär- kung - Bessere Strukturierung der Arbeitszeiten
2	BGF mit dem Schwer- punkt Verhaltensprä- vention	- Vorträge während der Arbeitszeit zu ge- sundheitsförderndem Verhalten - Ausbau des Arbeitsplatzes/ der Arbeitsma- terialien (Ergonomie) - Teilfinanzierte Angebot (Massage, Sport, Ernährungsberatung)
3	Soziale Aspekte	- Minimierung der Arbeitstage von Müttern/ Vätern an Samstagen und Sonntagen - Integration einer Zulage für Mitarbeiter, die oft die Schichten von Kollegen übernehmen

4 Probleme der Feldforschung und des Datenschutzes

Im Folgenden werden die Probleme der Feldforschung behandelt und erläutert. Außerdem werden Problematiken zu dem Thema Datenschutzes bei Befragungen genannt und auf den oben erstellten Fragebogen bezogen.

4.1 Probleme der Feldforschung

Die erhobenen Daten einer Feldforschung lassen sich besser auf den eigentlichen Kontext beziehen, da die Erhebung in der natürlichen Umgebung stattfindet. Problematisch ist jedoch, je nach Untersuchungsmethode die doppelte „Beobachter-Teilnehmer" Rolle des Forschers. Da er zum einen die Distanz wahren muss um subjektiv beobachten zu können und zum anderen jedoch Kontakt zu den Teilnehmer aufnehmen muss um die Forschung durchzuführen (Bortz & Döring, 1995).

Eine weitere große Problematik stellt die Repräsentativität der Stichprobe dar. Denn die Zielpopulation weicht oft von der Auswahlpopulation ab. Diese Problematik unterliegt mehreren Faktoren, zum einen zählt der Non-Respons-Fehler dazu. Dieser Fehler beschreibt die Abweichung zwischen der geplanten Stichprobe und der tatsächlich durchgeführten Stichprobe. Ursache dafür können mangelnde Erreichbarkeit der Teilnehmer oder Desinteresse aus verschiedensten Gründen der Teilnehmer sein (Bortz & Döring, 2006).

Eine weitere Problematik, bzw. ein nicht kontrollierbarer Faktor in der Feldforschung ist der Teilnehmer. Bei den Instrumenten Fragebogen und Beobachtung ist es nicht möglich, festzustellen ob die Teilnehmer wahrheitsgemäß und realitätsbezogen handeln oder antworten. Der Hawthorne-Effekt beschreibt das Phänomen, dass Menschen oft anders handeln wenn sie wissen, dass sie beobachtet werden. Auch bei der schriftlichen Befragung stellt die Beantwortung der Teilnehmer ein großes Risiko der Ergebnisverfälschung da. Die Validität des Fragebogens sinkt, wenn die Mitarbeiter Fragen vergessen, diese falsch verstehen oder nicht wahrheitsgemäß beantworten. Zu dieser Problematik zählt auch der Self-Serving-Bias, ein Urteilsfehler. Menschen neigen dazu, wenn sie sich mit sich selbst oder einer bestimmten Thematik auseinander setzen müssen, bestimmtes Verhalten, welches sie selbst als unangenehm oder unvernünftig beurteilen würden, in einer Befragung für sich mildern beurteilen. Diese mildernde Beurteilung, welche dazu dient, keine extremen Antworten zu geben und die eigene Meinung mit der Meinung der Gruppe abzugleichen, unterliegen meist der Selbsttäuschung und nicht bewusst der Fremdtäuschung (Döring & Bortz, 2016). Außerdem ist es sehr wichtig genauestens auf die richtige Skalierung zu achten, denn kleinste Fehler in diesem Bereich können große Auswirkungen auf das gesamte Ergebnis haben (siehe Kapitel 2.4).

4.2 Datenschutz bei Befragungen

Befragungen liegen dem Datenschutzgesetz zugrunde, aus diesem Grund muss in einem Unternehmen, in dem personenbezogene Daten erhoben werden ein Datenschutzbeauftragter ernannt werden, der die Einhaltung dieser Bestimmungen überwacht. Die Berücksichtigung des Datenschutzes in diesem Bereich erfordert Sensibilität und Absicherung, da die Anforderung der Gesetzte oft schwierig einzuhalten sind. Somit ist das Befragen von Mitarbeitern kein einfaches und schnell einzusetzendes Instrument wie es auf den ersten Blick scheint. Viele Problematiken in dem Umgang mit Datenschutz können durch eine gute Kommunikation und Firmenkultur vermieden werden. In der oben durchgeführten Befragung wurden aus Datenschutzgründen keine Namen dokumentiert, es wurden lediglich solchen Daten erhoben, welche keinen Aufschluss über die befragte Person geben konnte. In einem genaueren Verfahren hätten die Daten jedoch verschlüsselt werden müssen, denn die Struktur der Daten könnte Aufschluss über die Personen geben. Die Struktur der Daten ist problematisch, da sich unter den 23 Mitarbeitern lediglich drei Vollzeitangestellte und 20 Aushilfen befanden, eine Aufschlüsslung der Fragebögen von den Vollzeitangestellten wäre somit relativ schnell möglich. Es ist wichtig, dass gerade bei Erhebungen welche Personendaten erfragen, Probeläufe durchgeführt werden, um solche Problematiken oder Lücken im Datenschutz rechtzeitig feststellen zu können. Transparenz ist in dem Bereich der Befragung immer sehr wichtig, der einleitende Text vor einer Befragung sollte aus datenschutzrechtlichen Gründen immer darüber informieren, warum die Befragung durchgeführt wird, wer die erhobenen Daten bearbeitet und ob diese anonym oder aggregiert erhoben werden (Baumgarten, 2016). Abschließend sollte die Datensicherheit beachtet werden. Man versteht darunter die Sicherung der Daten, sodass der Zugriff auf die erhobenen Daten für unbefugter ausgeschlossen werden kann, diese Reglung ist im §4/§4a des BDSG verankert. Ein umfassendes Sicherheitskonzept beinhaltet zahlreiche Maßnahmen welche zur Sicherung der Daten durchgeführt werden sollten (Reichertz, 2016).

5   Literaturverzeichnis

Bundesministerium des Inneren. (01. 10. 2016). *Von der Analyse zur Umsetzung: Handlungsschwerpunkte und Maßnahmen im BGM.* Zugriff am 08.08.2017. Verfügbar unter: http://www.dbb.de/fileadmin/pdfs/2017/170419_schwerpunktpapier_bgm.pdf.

Baumgarten, P. D. (18. 02. 2016). *Datenschutz Technisch Universität München.* Zugriff am 01.08.2017. Verfügbar unter: https://www.datenschutz.tum.de/leitlinien/datenschutz-bei-umfragen/umfragen-mit-personenbezug/.

Bortz, J., & Döring, N. (1995). *Forschungsmethoden und Evaluation für Sozialwissenschaftler.* Berlin: Springer.

Bortz, J., & Döring, N. (2006). *Forschungsmethoden und Evaluation für Human und Sozialwissenschaftler.* (4.überarb. Aufl.). Heidelberg: Springer-Verlag.

Döring, N., & Bortz, J. (2016). *Forschunngsmethoden und Evaluation.* Heidelberg: Springer.

Frey, P. D. (17. 02. 2015). *Befristung: "Ein dickes Fell zulegen".* Zugriff am 06.08.2017. Verfügbar unter: http://www.wila-arbeitsmarkt.de/blog/2015/02/17/ein-dickes-fell-zulegen/.

Fürsattel, A. C. (11. 02. 2009). *Unternehmer.de Einfach mehr wissen. Der lustlose Mitarbeiter: Schwankungen erkennen und Leistung zielgerichtet fördern!.* Zugriff am 01.08.2017. Verfügbar unter: https://www.unternehmer.de/management-people-skills/491-der-lustlose-mitarbeiter-schwankungen-erkennen-und-leistung-zielgerichtet-foerdern.

Keller, D. (21. 02. 2013). *Statistik & Beratung. Wahl der Skala in Fragebögen.* Zugriff am 28.07.2017. Verfügbar unter: http://www.statistik-und-beratung.de/2013/02/wahl-der-skala-in-fragebogen/.

Lang, G. (o.J.). *Gesundheitszentrum A.* Von Unternehmen und Historie: http://www.gesundheitszentrum-lang.de/gesundheitszentrum/historie.php.

Reichertz, J. (2016). *Qualitative und interpretative Sozialforschung. Eine Einladung.* Wiesbaden: Springer.

6 Abbildungs- und Tabellenverzeichnis

6.1 Abbildungsverzeichnis

6.2 Tabellenverzeichnis

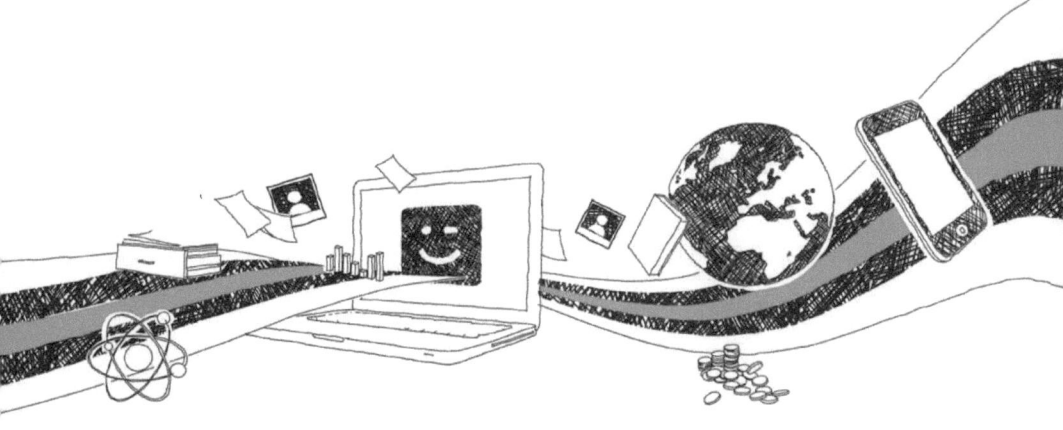
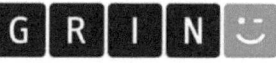